AF373593

M. GANNAL

A

M. LE DOCTEUR PASQUIER,

EMBAUMEUR DU DUC D'ORLÉANS.

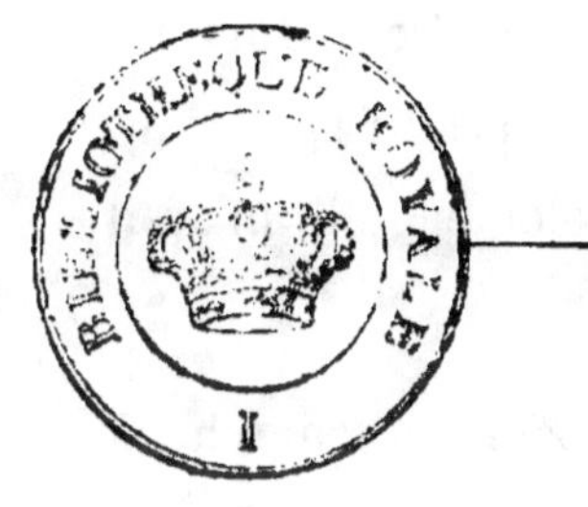

PARIS.

IMPRIMERIE DE TERZUOLO, RUE MADAME, 30.

1842

AVIS.

Tant de personnes ont été étonnées de ce que je n'avais point été appelé à Neuilly lors du malheur qui a si brusquement terminé la vie du duc d'Orléans, que je crois convenable d'informer le public du mauvais vouloir qui m'a privé de la consolation de conserver les restes du prince royal ; et j'en suis d'autant plus affligé, que le prince lui-même s'était prononcé sur ma découverte d'une manière positive ; ce qui s'est passé est contraire à la volonté qu'il m'avait exprimée.

Si quelques personnes intéressées ont cherché à répandre dans le public *l'opinion que mon procédé n'était plus applicable quand l'autopsie a été faite, cette correspondance suffira pour dissiper tous les doutes qu'on a pu concevoir à ce sujet.*

A

MONSIEUR LE DOCTEUR PASQUIER,

CHIRURGIEN EN CHEF DE L'HÔTEL ROYAL DES INVALIDES,

EX-CHIRURGIEN DU DUC D'ORLÉANS, OFFICIER DE LA LÉGION-D'HONNEUR, ETC.

Paris, 16 juillet 1842.

Monsieur,

Lorsque j'ai eu l'honneur de pratiquer sous vos yeux l'embaumement du corps de M. le maréchal Moncey, *dont vous aviez fait l'autopsie* AUPARAVANT, vous m'avez adressé, sur l'efficacité de mon procédé dans cette circonstance, diverses observations et objections auxquelles j'ai répondu d'une manière positive ; de plus, dans la conviction où je suis que ce procédé nouveau satisfait à toutes les exigences, et est, dans tous les cas, efficace, j'eus l'honneur d'accepter la proposition faite par vous d'une expérience solennelle destinée à réduire à leur juste valeur des objections faites de bonne foi et dictées par un intérêt scientifique.

J'attendais avec impatience l'avis que vous deviez me donner et les circonstances favorables, pour me rendre, sur votre invitation, à l'Hôtel des Invalides. Il me semblait que le temps et l'occasion seuls vous avaient manqué. Mais la décision prise au sujet des restes du prince royal, indépendamment des sentiments douloureux que sa perte m'inspire comme à tout le monde, me donne

. penser très-sérieusement que sa volonté exprimée dès long-temps ne peut avoir dicté la décision prise : J'AI LA PREUVE CONTRAIRE ENTRE LES MAINS :

Vos doutes sur la valeur de mon invention doivent donc être bien sérieux. Cette dernière supposition, la seule plausible, me fait vivement désirer que nous procédions sans retard à l'expérience convenue. Cette lettre a pour objet de vous rappeler votre offre et votre promesse.

Pour arriver à un résultat comparatif et certain, voici comment je pense que devront être faites les expériences, en présence de MM. Ribes, Cornac et Gimelle, que je choisis pour mes juges, et trois autres docteurs que vous choisirez à votre volonté.

Je ferai un embaumement sans autopsie et un second embaumement après une autopsie en tout semblable à celle pratiquée sur le corps de M. le maréchal Moncey. Vous, monsieur le docteur, vous pratiquerez un embaumement en tout point semblable à celui que vous venez de faire pour le corps du malheureux prince dont toute la France déplore la perte. Je m'en rapporte entièrement à votre bonne foi sur l'identité des deux opérations.

Les trois corps ainsi embaumés et déposés dans trois cercueils seront mis sous la surveillance de M. l'intendant des Invalides, et la clef de la pièce où ils seront placés sera confiée à la garde de M. le lieutenant-général baron Petit; tous les mois les commissaires voudront bien vérifier les corps et constater l'état de leur conservation.

Remarquez-le bien, Monsieur, de cette expérience faite de bonne foi et en toute loyauté, résultera une des deux conséquences suivantes : OU JE BRULERAI MON BREVET D'INVENTION, OU ON NE FERA PLUS D'EMBAUMEMENTS PAR L'ANCIEN PROCÉDÉ.

J'ai, Monsieur, une trop haute opinion de votre probité pour supposer que vous ne vous empresserez pas de réaliser et la proposition et la promesse que vous m'avez faites, qui d'ailleurs intéressent à un haut degré la science et la société.

J'ai l'honneur d'être avec respect

votre très-humble serviteur,

GANNAL,

rue de Seine, 6

J'avais trop compté sur la sincérité des objections faites par M. le docteur Pasquier, son silence me le prouve ; je me trouve donc dans la nécessité de lui adresser la lettre qui suit :

DEUXIÈME LETTRE

A MONSIEUR LE DOCTEUR PASQUIER.

Paris, le 16 août 1842.

Jusqu'à ce jour, Monsieur, j'ai attendu votre réponse à ma première lettre et l'exécution de votre promesse ; j'ai attendu inutilement. Votre silence avec moi est d'un mauvais exemple, et votre conduite en cette circonstance tend à prouver que vous n'avez point *pour vous-même* l'estime et la considération que vous voulez trouver dans les autres.

A l'époque où nous nous sommes rencontrés, vous m'avez fait des objections, vous m'avez offert des expériences, vous avez engagé votre parole ; et maintenant que je vous presse d'en venir à l'exécution, vous vous tenez à l'écart, et vous évitez d'engager une lutte que vous avez vous-même demandée.

A voir le cas que vous faites de votre propre caractère, de votre dignité, je serais tenté d'imiter votre exemple et de vous laisser là ; je le ferais même certainement, si vous vous teniez dans la réserve humble et résignée convenable à un homme qui, par sa conduite, se reconnaît léger et inconséquent. Mais il n'en est pas ainsi ; tandis que d'un côté, vous battez en retraite, et que vous abandonnez le champ de la science ; de l'autre, vous vous livrez contre moi à d'odieuses insinuations, vous m'accusez de *charlatanisme*. — Vous vous trompez, Monsieur, si vous pensez que j'accepterai en silence le rôle que vous me faites. — Je suis un charlatan, dites-vous : Avez-vous pesé cette qualification? Qu'est-ce qu'un charlatan, je vous prie? Dans notre langue, *ce nom se donne à tout homme qui travaille à tromper les autres, en se vantant d'avoir un talent qu'il n'a pas, ou en attribuant à des choses qu'il veut débiter des vertus et des qualités dont il sait bien qu'elles sont dépourvues.* Voilà le charlatan, Monsieur, non point tel que je le définis, mais tel que le définissent les maîtres du langage : voilà donc exactement la portée de l'injure que vous m'adressez, et vous n'hésitez pas pour me calomnier à mentir aux faits et à votre conscience. — Je suis un charlatan!... et c'est vous qui le dites, Monsieur ; voyons donc si je dois accepter ce nom, et qui de moi ou de vous y a le plus de droits.

Est-ce à ma vie tout entière que s'applique votre qualification ou à quelques faits isolés? Examinons : J'ai débuté sur les champs de bataille ; sur les bords de la Moscowa, en Prusse, en Saxe, j'étais auprès des Larrey, des Desgenettes, des Bégin, etc., où je m'efforçais de soulager les souffrances de nos braves soldats; plus tard, en deux années, je tombais plusieurs fois aux mains de l'ennemi, et comme prisonnier de guerre, j'étais renfermé à Moscou.

Il n'y a dans ces faits rien, je crois, qui se puisse accuser de *charlatanisme* ; en tout cas, Docteur, vous ne m'en disputerez pas les profits, j'en suis sûr.

A la fin des guerres de l'empire, en 1814, j'ai été attaché à l'Ecole Polytechnique en qualité de préparaieur de chimie; là, sous la direction des Dulong, des Thénard, des Gay-Lussac, des Arago, des Biot, j'ai fait mon éducation et mes premiers travaux. — Ceci encore n'a point trait au charlatanisme. — Où étiez-vous alors, Docteur, et qu'étiez-vous ?.....

Mais, je le vois, ce n'est point de ce passé que vous voulez parler, c'est du présent. Eh bien, dans le présent comme dans le passé la somme des travaux est la même pour vous, elle est nulle ; dites-nous un peu où sont les livres qui contiennent vos productions, où sont vos mémoires sur quelques points de la science.....

J'ai été proclamé trois fois par l'Académie des Sciences pour des prix Monthyon, tout le monde le sait ; j'ai eu deux médailles aux deux dernières expositions.

Mes travaux ont affranchi la France de l'importation du borax ; j'ai perfectionné la fabrication de la colle à tel point que nous exportons aujourd'hui chez l'étranger un produit qu'il nous fournissait auparavant ; j'ai fabriqué le premier nitrate de potasse avec les nitrates de soude d'Amérique ; l'imprimerie me doit les rouleaux élastiques si nécessaires avec les nouveaux procédés. Mon travail sur la nutrition et sur les propriétés réelles de la gélatine, celui sur la panification dont le résultat sera d'assurer aux ouvriers *quatre livres de pain pour* 30 *centimes*, sont autant de titres que personne ne peut contester. Je ne vous parle pas de mes recherches sur le traitement de la phthisie, vous les connaissez ; et si vous avez été à même de les vérifier dans votre pratique, vous savez ce que plusieurs méde-

cins recommandables ont constaté, leur importance in-
contestable.

Ici encore, Monsieur, je ne vois rien qui ait rapport
au charlatanisme, même au *savoir-faire* ; non-seule-
ment je ne me suis point attribué des mérites que je
n'avais pas, je n'ai point voulu débiter des marchan-
dises ou des drogues en leur assignant des qualités dont
elles étaient dépourvues, mais j'ai fait le contraire, je
ne me suis vanté de mérites réels que pour me défendre
et me faire rendre justice ; j'ai donné aux matières de
mes travaux des propriétés et des qualités dont les
corps académiques ont reconnu l'existence : jusque là
encore, votre qualification de charlatan est un contre-
sens, une calomnie. Je n'ai été ni charlatan ni même
homme de savoir-faire ; avec cette dernière qualité et la
centième partie de mes travaux, je me serais assuré
une grande position de fortune et de science : c'est là,
monsieur le Docteur, le propre du savoir-faire, vous en
êtes bien convaincu : avec une dose infinitésimale de
mérite et de l'arrangement dans la vie, on devient un
homme important, n'est-il pas vrai ?

Lors donc que vous m'appliquez la qualification de
charlatan, ce n'est point sur tous ces faits que votre
pensée se porte. Serait-ce sur les embaumements ? *em-*
baumeur serait-il dans votre esprit le synonyme de char-
latan ? Non, assurément, puisque vous êtes embaumeur,
vous aussi ; vous n'avez pas voulu dire que je vous res-
semblais. — Qu'est-ce donc ? Suis-je charlatan parce
que je pratique l'embaumement par un procédé parti-

culier dont la propriété m'est garantie par un brevet de quinze ans? Mais cela ne constitue pas un fait de charlatanisme : il faudrait que ce mode particulier fût dépourvu des propriétés conservatrices que l'expérience lui a reconnues; il faudrait que les sujets que je conserve depuis tant d'années dans mon cabinet, que les corps embaumés et soumis ensuite à l'exhumation, que le jeune enfant de la Villette, etc., etc., n'eussent point offert les caractères de parfaite conservation qui m'ont valu l'approbation du public et de savants honorables et désintéressés.

Vous, Monsieur, avec quelques hommes envieux, vous m'avez voulu flétrir; mais les familles, les savants les plus distingués de la France et de l'Europe m'ont donné de nombreux témoignages d'estime et de sympathie auxquels je me crois des droits incontestables.

En effet, veuillez vous le rappeler, mon procédé de conservation des cadavres destinés à l'étude de l'anatomie, *a été publié par moi;* — cette découverte m'a mérité deux rapports de l'Académie de Médecine et le grand prix Monthyon que m'a décerné l'Institut. Mon travail sur les conservations d'anatomie pathologique, où je remplace l'alcool par un liquide qui ne coûte pas 10 centimes le litre, *a aussi été rendu publique. Il en a été de même* de mes recherches sur la conservation des des objets d'histoire naturelle.

Enfin, Monsieur, mon travail sur la conservation des viandes alimentaires, *que j'ai rendu public,* s'exploite aujourd'hui dans nos ports, au grand profit de nos

saleurs et à la très-grande satisfaction de nos marins.
Tous ces travaux sont publiés, parce qu'ils étaient positi-
vement et immédiatement utiles à la société; et en cela,
je pense avoir fait noblement, généreusement mon de-
voir de citoyen.

Vous, qui vous faites embaumeur par un soi-disant
procédé égyptien, avez-vous à citer des faits de cette
nature pour justifier vos opérations? Avez-vous payé
de la sorte votre tribut à la science et à la société?

Votre embaumement égyptien, Monsieur, pourrait
porter plus justement un autre nom. Pourtant l'embaumement n'est pas du commerce; c'est du sentiment d'intérieur de famille; C'EST VOTRE PÈRE, votre femme, votre
enfant que vous voulez voir encore, que vous désirez em-
brasser sans effroi, que vous voulez savoir intacts, placés
à l'écart, à l'abri de la destruction. Ah! sur ces êtres-là
vous ne ferez point d'horribles mutilations, pour ceux-là
vous viendrez me chercher; car, remarquez-le bien,
M. Double était le médecin du duc de Choiseul, que je n'ai
point embaumé, mais j'ai embaumé M. Double..... Sur
la volonté expresse d'un grand nombre de médecins, j'ai
pratiqué l'embaumement de leur dépouille mortelle; et
votre procédé égyptien, si excellent pour leurs clients,
perdait beaucoup de ses vertus pour eux-mêmes. J'en
aurais long à dire sur ce texte si je voulais l'épuiser.
Il serait curieux de bien déterminer *les caractères du*
procédé égyptien; mais un pareil examen nous ferait rire
et serait peu en rapport avec les tristes circonstances où
nous sommes.

L'embaumement est une affaire de sentiment de famille, une quasi-cérémonie religieuse : c'est du moins ainsi que je l'ai compris, et c'est aussi par cette raison que je le fais, *comme vous dites*, à vil prix. Oui, monsieur, zéro est mon minimum, 2000 fr. mon maximum, et je suis aux ordres des familles : c'est aux familles à me demander le travail qu'elles désirent, toujours heureux d'exécuter leur volonté ; volonté sacrée dans ce moment suprême.

En analysant les faits comme je l'ai fait jusqu'ici, j'arrive enfin, je crois, à comprendre d'où vient l'épithète de charlatan que vous me donnez. — Ces hauts cris ne seraient-ils point de votre part une ruse adroite ? — Ne crieriez-vous pas si fort au voleur, pour éviter l'arrestation ? Je ne sais, je ne veux pas trop approfondir ; mais l'instinct public pourra bien trouver le charlatan : croyez-moi, ne le poussez ni trop loin ni trop vite dans cette recherche.

Je sais que vous avez un titre, un diplôme terrible, qui vous confère le droit de vie et de mort sur vos semblables, qui vous permet de tailler, de rogner cette chétive espèce humaine ; vous avez le droit de mutiler votre semblable et de lui faire payer la mutilation. — C'est bien. — Ce droit est absolu sur les vivants ; mais sur les morts ? — Halte là, monsieur ; pour les vivants, je les abandonne à leur malheureux sort ; mais quant aux morts, je les réclame *comme ma propriété exclusive*. — Non, en vertu de mon privilège, mais bien en vertu de la découverte que j'ai faite du meilleur procédé qu'on ait jusqu'ici connu. Il n'est pas parfait, je le sais ; **mais,** je le répète, il est supérieur à tout ce qui est connu jusqu'ici : il est même supérieur à celui de nos célèbres devanciers les Égyptiens.

Vous savez bien, Monsieur, que les Égyptiens, pour embaumer un corps, brisaient l'os ethmoïde pour extraire le cerveau ; qu'ils faisaient à la partie abdominale une petite incision par laquelle ils retiraient les viscères ; mais vous savez aussi qu'ils ne faisaient aucune autre incision, qu'ils ne pratiquaient aucune *couture ;* vous savez tout aussi bien que je suis modeste, et qu'en fait d'embaumement, je considère mon travail seulement comme le moyen le plus décent, le plus simple, le plus économique d'ensevelir un mort. Et si à cette pratique quasi-religieuse j'ajoute la conservation, si surtout je fais tout cela sans révolter le cœur de la famille par une boucherie inutile, avouez donc que j'ai rendu un véritable service à la société. Rappelez-vous *cet enfant assassiné à la Villette.* Eh bien, d'une manière officielle on vous a appris qu'après deux années cette victime avait été autopsiée ; à l'ouverture du cercueil le corps s'est trouvé dans un état parfait de conservation ; l'intérieur était dans un état admirable, les aliments se trouvaient conservés dans l'estomac comme si l'enfant venait d'être tué. Or je vous défie de la manière la plus absolue d'opposer un fait à celui-ci. Vous parlez d'un procédé égyptien ; quel est-il donc ? Mais vous l'ignoreriez encore si je ne vous l'avais point expliqué ce procédé si merveilleux qui, grâce à la disposition atmosphérique de ce pays, vous a conservé pendant des milliers d'années des cadavres intacts; mais aussi les enveloppes, les caisses et les peintures..... Quel prodige que ce procédé!..... Mais encore, comment ces cadavres vous apparaissent-ils? Tous, sans exception, mutilés, sans cerveau, sans organes intérieurs. — Eh bien, est-ce de ce procédé que vous avez voulu parler? — Où donc est le soleil qui pendant soixante-dix jours vous a servi pour dessécher votre cadavre? — Où avez-vous pris le natrum pour saponifier la graisse? — Où avez-vous été chercher l'huile de cèdre, qui devenait un objet aussi indispensable que le soleil d'Egypte? — Le natrum, vous l'avez remplacé par TRENTE-HUIT KILOGRAMMES de sublimé corrosif; l'huile de cèdre a été remplacée par de la teinture de benjoin, et le soleil a été éclipsé par *quatre-vingts kilogrammes* de poudres aromatiques. Enfin les bandelettes elles-mêmes ont dû céder la place au sparadrap. Qu'y a-t-il donc d'égyptien dans votre travail? Vous avez mutilé, écorché le cadavre, et il vous a fallu trente-six aiguilles à suture pour recoudre vos nombreuses lacérations. Trente-six aiguilles pour un embaumement! Mais j'en fais cent avec la même, et qui reste en bon état.

Mais, Monsieur, avez-vous donc songé à la réprobation générale qui doit tomber sur vous quand la population saura que, sans égard pour les dépouilles de l'illustre défunt, dans des vues que je ne veux pas qualifier, vous avez haché en lambeaux l'héritier présomptif de la couronne? — Le procédé dont vous vous êtes servi est sauvage, je vous le dis comme je le pense ; oui, monsieur Pasquier, de votre travail il n'y a rien d'égyptien que le nom ; vous avez voulu l'employer pour colorer et embellir, s'il est possible, la déplorable, la scandaleuse lacération que vous avez faite. — Imitant en cela un de vos illustres confrères, qui, voulant embaumer un prince de notre époque comme le fut Louis XIV, hacha aussi le défunt et fit jeter le cerveau dans l'égoût de la rue Saint-Florentin ; et tel autre qui, voulant donner de la pâture à un praticien malheureux, laissa hacher en pièces son ami, son collègue, son client, quand moi, par respect pour la mémoire d'une de nos hautes capacités mécaniques, je réclamais modestement l'honneur d'embaumer le corps de l'illustre baron de Prony.

J'en ai fini avec vous pour aujourd'hui, Monsieur ; j'ai exposé les faits : votre juge et le mien, le public, décidera en dernier ressort sur la question de charlatanisme, entre vous et moi, et sur la valeur, l'intention et la signification des autopsies que vous proposez aux familles. — Vous trouverez peut-être quelques appuis intéressés, mais ils seront rares : car je comparaîtrai encore avec vous devant le corps médical, si éclairé, si moral, sans craindre son jugement. L'appel que je fais aujourd'hui s'adresse aux médecins comme aux gens du monde, et je désire que vous en attendiez l'effet avec autant de sécurité que je le fais moi-même.

GANNAL,
rue de Seine, 6.

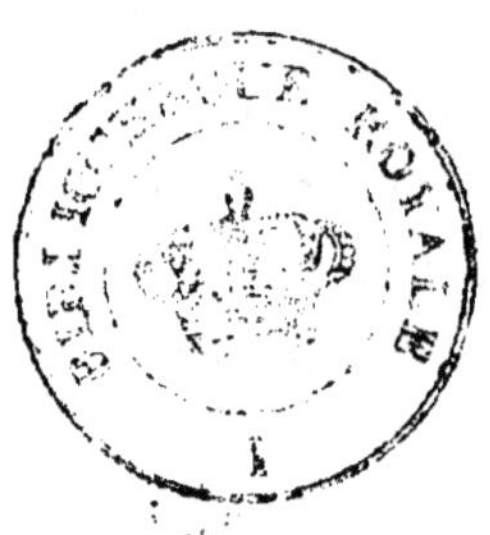

www.ingramcontent.com/pod-product-compliance
Lightning Source LLC
Chambersburg PA
CBHW071308130726
47998CB00003B/1378